Postures de yoga

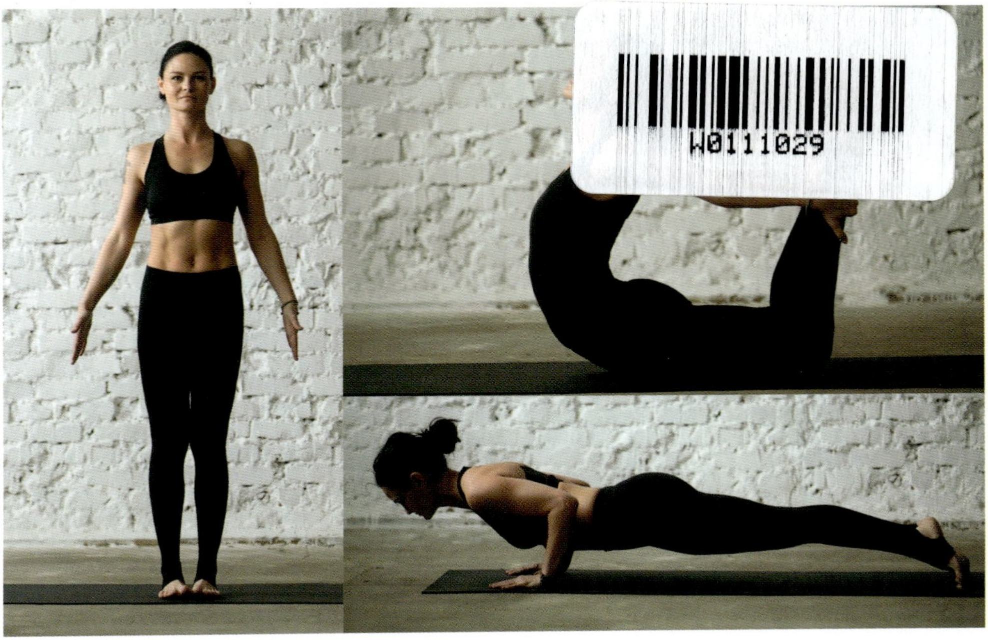

© Adobe Stock

La santé en équilibre

En sanskrit, le yoga signifie *« relier »*, *« joindre »*, *« mettre ensemble »*, précisément le corps, le mental et l'émotionnel. L'Inde, sa terre originelle, l'a vu apparaître il y a plus de 5 000 ans !

Philosophie de vie, sport qui suggère différentes postures de méditation et des techniques de respiration spécifiques, le yoga libère le corps et le mental par l'atténuation des douleurs, par l'amélioration de la souplesse, de la force musculaire et de l'énergie générale, par la protection contre les blessures, etc. *« Conseillé »* aux asthmatiques, aux dépressifs, aux insomniaques, aux cancéreux en rémission, aux épileptiques, aux addicts, il est préconisé par le milieu médical en complément de l'allopathie pour améliorer considérablement la santé.

In fine, il se pratique pieds nus, avec des vêtements de sport agréables. Veillez à retirer vos bijoux, bracelets, chaînes et montre et coupez la laisse électronique (téléphone portable)…

AEDIS

Méthode :

❶ Asseyez-vous, jambes tendues. Posez les mains au sol, derrière les hanches et soulevez le buste jusqu'au sternum. Penchez-vous légèrement vers l'arrière sans arrondir le dos.

❷ Placez-vous en équilibre sur le trépied formé par les ischions (os du bassin qui supporte le poids du corps) et le coccyx.

❸ Sur une expiration, pliez et maintenez les genoux puis soulevez les cuisses à un angle de 45 degrés.

❹ Puis, tendez les jambes lentement en montant les orteils au-dessus des yeux (position facultative).

❺ La poitrine ouverte et la colonne longue, roulez les épaules vers l'arrière et tendez les bras vers l'avant, parallèles au sol, paumes tournées vers l'intérieur. Le bas du ventre doit rester plat et ferme.

❻ Enfin, pointez les orteils. Respirez.

❼ Essayez de maintenir la posture pendant 10 à 20 secondes puis allongez progressivement la durée jusqu'à 1 minute.

On évitera le bateau en cas de hernie, d'hémorroïdes, de grossesse.

POSTURE 11 : LE SAGE

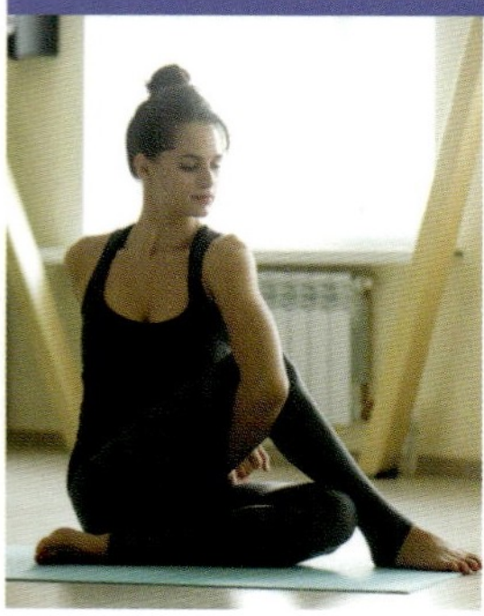

Le sage tonifie le ventre, aide à éliminer les graisses de la ceinture abdominale, soulage les douleurs dorsales. Le système digestif comprimé, les problèmes de constipation disparaissent. La colonne vertébrale se redresse.

Méthode :

❶ Asseyez-vous au sol, jambe droite tendue devant vous.

❷ Pliez la jambe gauche, genou vers le ciel, plante de pied à plat en rapprochant le plus possible votre pied de votre fesse.

❸ Penchez-vous en avant, glissez le bras gauche à l'intérieur du genou gauche.

❹ Allez le plus loin possible, de manière à rapprocher le plus possible l'aisselle gauche du genou gauche.

❺ Entourez le genou gauche avec le bras gauche et en même temps, passez la main droite derrière le dos afin d'aller chercher la main gauche.

❻ Le regard est porté loin derrière vous, tournez la tête vers l'arrière.

❼ Respirez 5 fois le plus profondément possible.

❽ Recommencez de l'autre côté.

❾ Reposez le regard devant vous et penchez-vous, en essayant d'aller toucher le genou avec le front puis le menton.

❿ Respirez profondément.

POSTURE 12 : LES PIEDS AU MUR

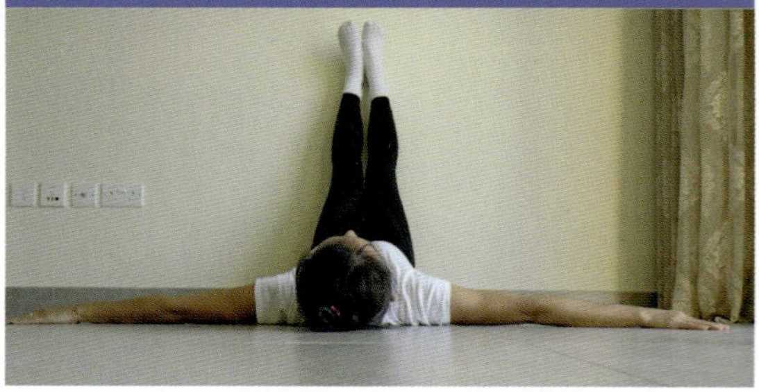

Les pieds au mur diminuent les œdèmes dans les pieds et les jambes, détendent les muscles fatigués des membres inférieurs, améliorent le système immunitaire, calment le système nerveux.

Méthode :

❶ Allongez-vous à plat sur le dos. Levez les jambes et appuyez-les sur le mur, fesses collées au mur.

❷ Laissez vos bras se détendre de chaque côté du corps, paumes des mains tournées vers le ciel ou ver le sol.

❸ Fermez les yeux et détendez-vous en utilisant la respiration profonde plusieurs fois.

❹ Pour sortir de cette position, pliez vos genoux sur votre poitrine et roulez sur le côté. Puis, relevez-vous lentement.

POSTURE 13 : LE CADAVRE

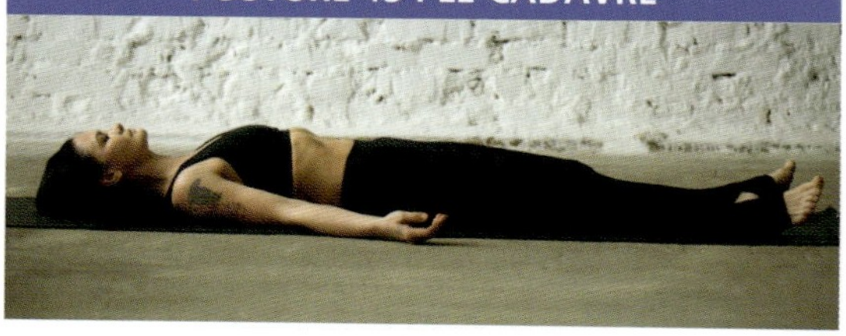

Cette posture allongée détend le corps et relâche l'esprit : faire le vide mental, revenir et rester dans l'ici et maintenant, prendre conscience du corps et se relaxer totalement, pratiquer la respiration lente et profonde.

Le but est de ressentir, au cours de cet exercice, la lourdeur de votre corps et son relâchement, ainsi que la profondeur de votre respiration.

POSTURE 7 : LA PINCE ASSISE

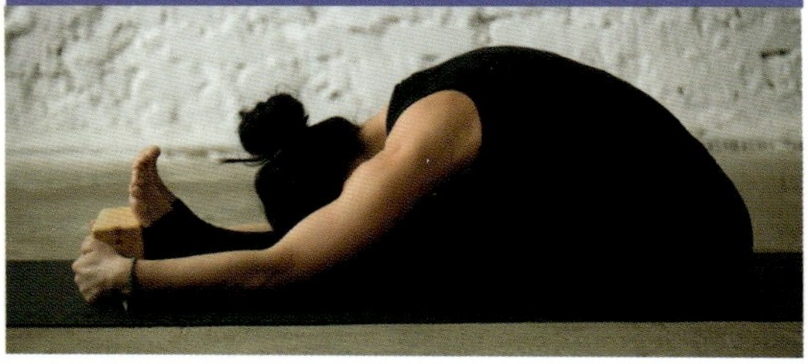

Cette position fait appel à une flexion vers l'avant que l'on retrouve dans toute pratique du yoga, dans le but d'étirer les ischio-jambiers ainsi que le bas et le haut du dos. L'étirement avant assis idéal apprend à ouvrir son corps et à respirer dans des positions inconfortables. Si des douleurs apparaissent, relâchez immédiatement la tension. Si vous êtes (trop) raide, gardez vos genoux légèrement pliés.

Méthode :

❶ Commencez assis, les jambes jointes.

❷ Commencez à vous pencher vers l'avant à partir de votre taille, engagez vos abdominaux et imaginez votre nombril qui se déplace vers le haut de vos cuisses.

❸ Une fois que vous avez atteint votre maximum, arrêtez-vous et respirez pendant 8 à 10 cycles.

POSTURE 8 : LA MONTAGNE

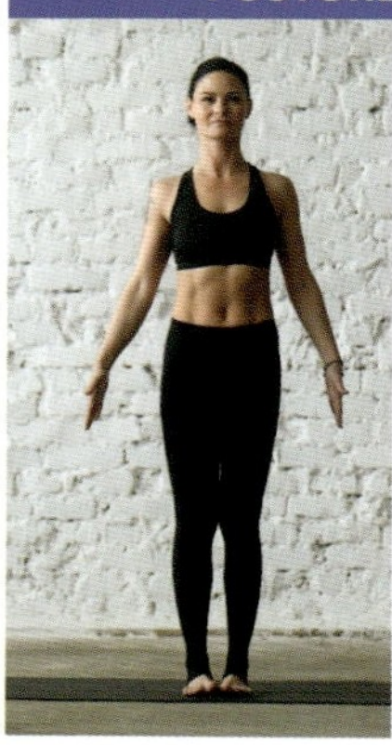

Pour ressentir les quatre coins de vos pieds, la montagne améliore la posture générale, renforce les cuisses, les genoux et les chevilles, soulage la sciatique et réduit les pieds plats.

Méthode :

❶ Pieds nus et pratiquement joints, tenez-vous droit, mains le long du corps.

❷ Levez vos orteils puis laissez-les se déposer au sol doucement, un à un. Balancez votre poids sur vos pieds de gauche à droite, d'avant à l'arrière pour finalement le répartir également sur les 2 pieds et venir vous immobiliser au centre.

❸ Veillez à serrer les muscles fessiers, à garder le ventre rentré, à bomber la poitrine, à étirer la colonne vertébrale et à allonger le cou. Fermez les yeux.

❹ Restez sur la posture entre 30 secondes et une minute, et concentrez-vous sur la respiration.

POSTURE 9 : LA CHAISE

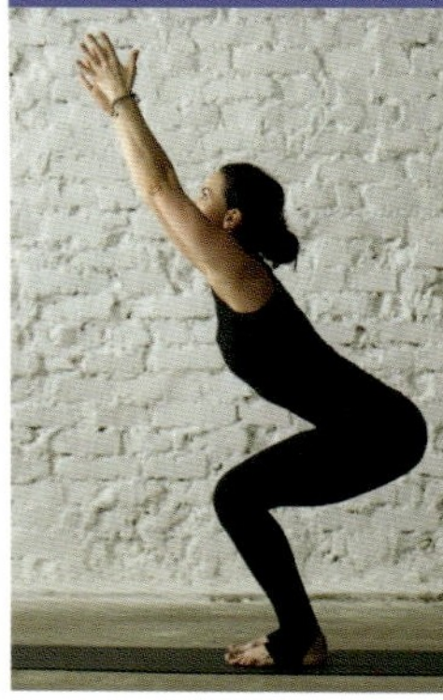

La chaise stimule le sens de l'équilibre, étire la colonne vertébrale et les muscles du dos, tonifie les muscles inférieurs (fessiers, cuisses, mollets, chevilles, pieds), stimule les organes abdominaux, le diaphragme et le cœur et réduit les pieds plats.

Méthode :

❶ Debout, installez-vous dans la posture de la Montagne, les pieds à l'aplomb des hanches et gardez un bon équilibre.

❷ Laissez les bras le long du corps ou placez vos mains en prière devant la poitrine.

❸ Inspirez puis soulevez les bras perpendiculaires au sol jusqu'au-dessus de votre tête.

❹ Maintenez la position de bras, paumes face à face, largeur des épaules.

❺ À l'expiration, pliez les genoux en amenant les cuisses le plus possible parallèles au sol. Les genoux ne dépassent pas les chevilles et le dos demeure droit.

❻ Le coccyx pointe vers le sol et le regard est droit devant.

❺ Gardez cette position de 30 secondes à 1 minute en veillant à détendre vos épaules et à abaisser vos omoplates.

POSTURE 10 : LE BATEAU

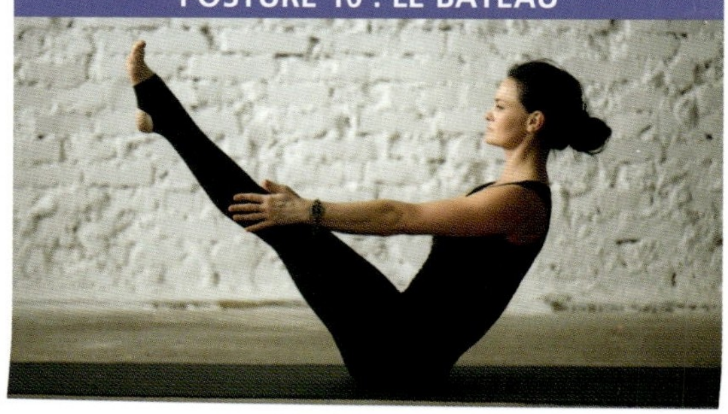

Le bateau renforce les muscles fléchisseurs de hanches (psoas, quadriceps, grand fessier), les abdominaux et la partie basse du dos (lombaires, obliques et grand droit).

Il permet, également, d'allonger la partie inférieure de la colonne vertébrale. Enfin, il stimule l'élimination des déchets (surtout l'urine), le système cardio-vasculaire, les centres d'énergie (1er et 2e chakras).

RESPIREZ, VOUS ÊTES FILMÉ !

Il est incontournable d'apprendre à bien respirer au cours de la vie quotidienne. Nous inspirons dès notre naissance et à chaque seconde que le temps égraine.

Les 19 exercices de base proposés dans ce guide font appel, en permanence, à cette respiration lente et profonde.

OBSERVATION PRÉALABLE

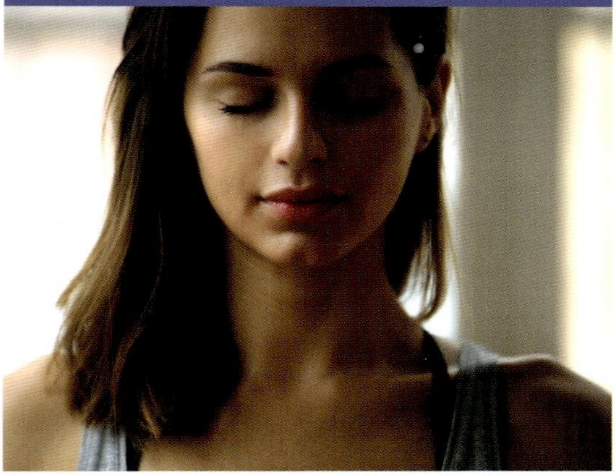

Allongez-vous quelques instants, fermez les yeux et écoutez votre respiration. Comment est-elle : lente, rapide, forte, silencieuse, fluide, entrecoupée ? Que remarquez-vous à chaque inspiration, à chaque expiration au niveau de l'avant de votre corps (cage thoracique, ventre) ?

En pratiquant le yoga, la respiration devient une alliée essentielle. Il donne la conscience qu'elle importe pour éprouver des sensations issues du corps physique et physiologique.

À l'inspiration, le corps se contracte, la cage thoracique et le ventre se gonflent ; à l'expiration, l'inverse se produit et le corps se détend.

Selon certains spécialistes, une bonne respiration permettrait d'améliorer sa capacité de mémorisation, de réduire ses peurs (et tout ce qui en découle : stress, anxiété, suppositions mentales, ressassement, etc.), de relaxer l'ensemble de l'être, de renforcer le système immunitaire, d'augmenter l'espérance de vie…

En yoga, on parle de PRANAYAMA : *« prānā »* pour le souffle, l'énergie et *« yāma »* pour le *« contrôle »*. Le pranayama devient le contrôle du souffle et de l'énergie vitale qui circule dans l'ensemble de l'organisme.

La respiration lente s'effectue en inspirant par le nez et en gonflant le ventre, puis en expirant par la bouche et en creusant le ventre.

POSTURE 1 : LE CHAT

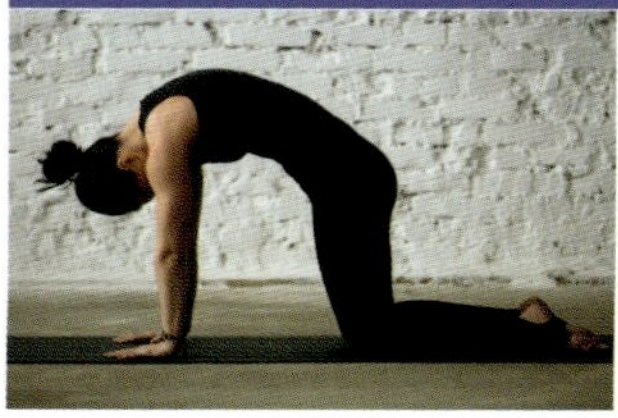

Déplacer la colonne vertébrale d'une position arrondie à une position arquée. Recommandé pour les personnes qui ont passé leur journée assis, le chat améliore la flexibilité de toute la chaîne vertébrale et prévient des maux de dos.

Méthode :

❶ À quatre pattes, vos poignets sont alignés avec vos épaules et vos genoux avec vos hanches, la colonne vertébrale reste neutre.

❷ Le regard est porté vers le bas pour maintenir le prolongement naturel de la colonne vertébrale.

❸ Inspirez et inclinez votre bassin vers l'arrière en pointant votre fessier vers le plafond. Votre nombril est aspiré, votre sangle abdominale engagée.

❹ Expirez et penchez le bassin vers l'avant, en inclinant le coccyx ; votre colonne vertébrale sera naturellement arrondie. Le regard se dirige vers le nombril.

POSTURE 2 : LE CHIEN

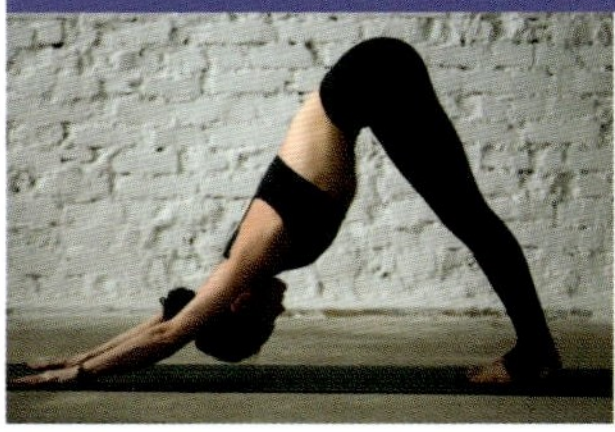

Dans la plupart des types de yoga, le chien, proposé pour étirer efficacement les ischio-jambiers (muscles situés à l'arrière de la cuisse), fait partie intégrante de la célèbre salutation au soleil.

Méthode :

❶ À quatre pattes, poignets à l'aplomb des épaules et genoux alignés avec les hanches, soulevez vos hanches du sol vers le haut et vers l'arrière.

❷ Sentez l'étirement dans vos ischio-jambiers et, selon le besoin, laissez vos genoux légèrement fléchis si l'arrière de vos cuisses paraît raide.

❸ Essayez de faire toucher les talons au sol pour un étirement plus intense. Déplacez vos mains vers l'avant pour donner plus d'amplitude.

❹ Engagez vos abdominaux en maintenant le chat durant 5 à 7 respirations avant de revenir en position initiale sur les mains et les genoux pour reposer le corps.

POSTURE 3 : LA PLANCHE

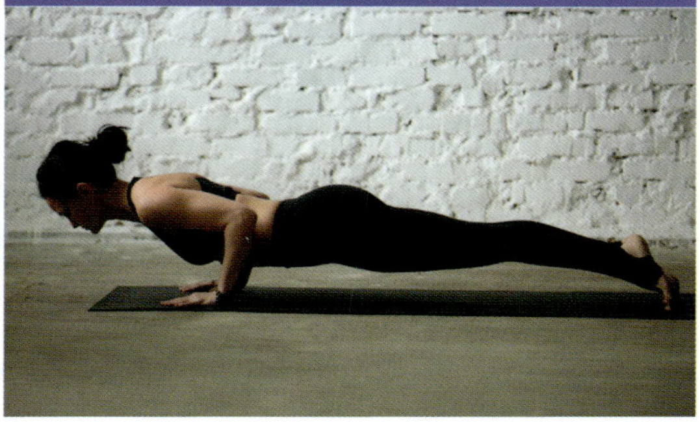

Travailler l'équilibre en utilisant l'ensemble du corps est une excellente façon de renforcer les muscles abdominaux profonds et d'apprendre à utiliser la respiration pour maintenir une position difficile.

Méthode :

❶ En équilibre sur les paumes des mains et les orteils, formez une ligne bien droite de la tête aux pieds.

❷ Engagez vos abdominaux (contraction pendant tout l'exercice), mettez vos épaules en position basse (loin des oreilles) et respirez profondément pendant 8 à 10 respirations (inspirations et expirations lentes).

POSTURE 4 : LE TRIANGLE

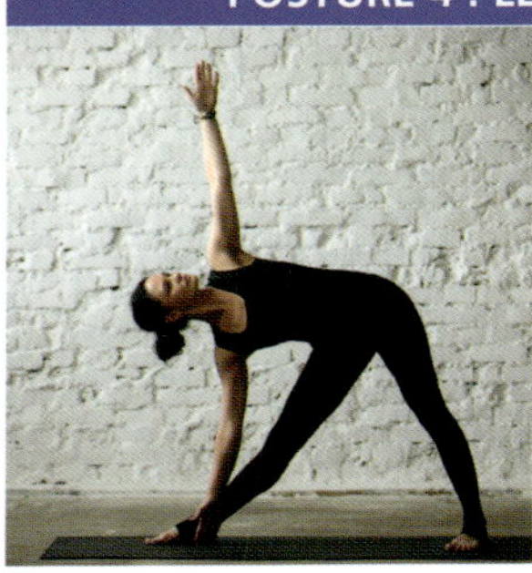

Étirer les abdominaux obliques, ouvrir la cage thoracique, renforcer les jambes et tonifier le corps, voici ce que propose le triangle.

Méthode :

❶ Commencez debout, une jambe ouverte. Ouvrez et étirez les bras sur les côtés à hauteur des épaules. Tournez votre pied droit de 90 degrés vers l'extérieur et vos orteils gauches d'environ 45 degrés.

❷ Engagez vos quadriceps et vos abdominaux puis placez votre main droite sur votre cheville, votre tibia ou votre genou, et levez votre bras gauche en direction du plafond.

❸ Tournez votre regard vers le haut et maintenez la position pendant 5 à 8 respirations.

❹ Revenez en position initiale et répétez de l'autre côté.

POSTURE 5 : L'ARBRE

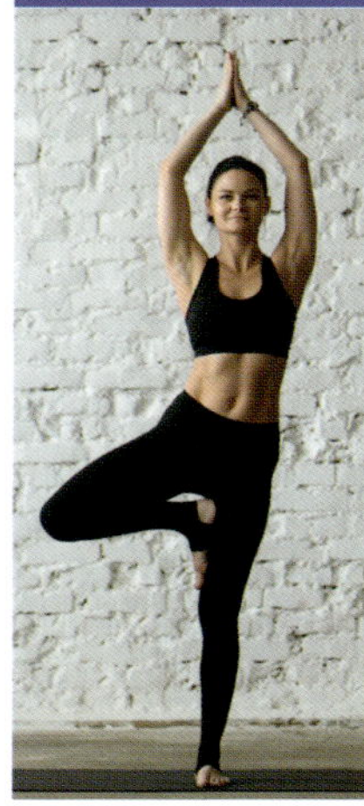

Cette excellente posture, qui s'effectue debout, permet de gagner en concentration et en clarté mentale, tout en apprenant à maîtriser sa respiration et l'équilibre de son corps sur un pied.

Méthode :

❶ Commencez pieds joints et placez votre pied droit sur l'intérieur de votre cuisse gauche.

❷ Mettez vos mains en prière (jointes) et regardez un point fixe devant vous.

❸ Tenez et respirez pendant 8 à 10 cycles, puis changez de côté. Maintenez en tout temps vos abdominaux engagés et vos épaules détendues.

POSTURE 6 : LE GUERRIER

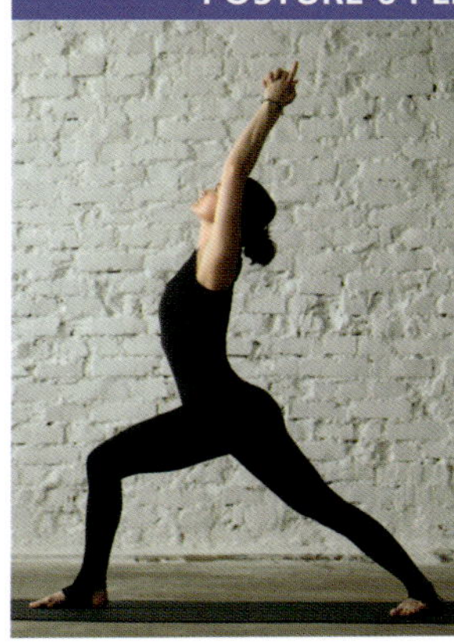

Cette position fondamentale développe la force et l'endurance dans la pratique du yoga. Elle procure, également, une confiance intérieure et un étirement des hanches et des cuisses, tout en renforçant l'ensemble du bas du corps et de la sangle abdominale. Excellent, le guerrier ouvre les muscles des jambes, notamment les quadriceps, les fléchisseurs de la hanche et les psoas (muscles à l'arrière de la ceinture abdominale), et renforce les jambes, les hanches, les fessiers, l'abdomen et le haut du corps.

Méthode :

❶ Faites un pas de géant en arrière avec votre pied gauche (comme vous le feriez pour une fente).

❷ Soulevez votre poitrine et pressez vos paumes vers le haut au-dessus de votre tête. Avancez et répétez sur la jambe opposée

POSTURE 17 : LA FERMETÉ

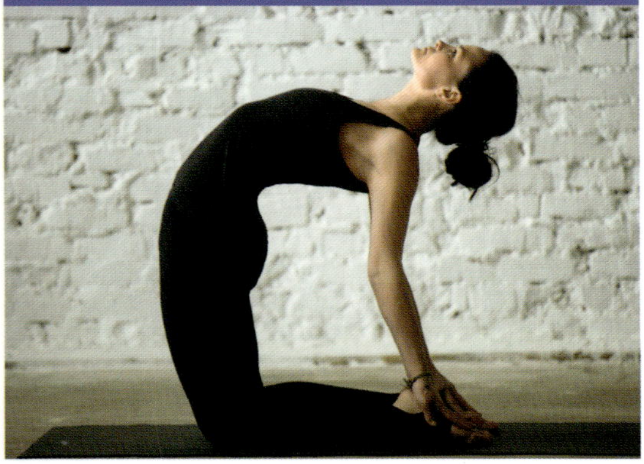

La fermeté assouplit la colonne vertébrale, développe la cage thoracique, masse la partie abdominale et purifie la peau et le sang. La production d'adrénaline sera également stimulée. Cette posture libère le chakra du cœur, 4e centre énergétique du corps, se situant au milieu des chakras inférieurs (matériel) et des chakras supérieurs (spirituel), point névralgique de la compassion et de l'empathie.

Méthode :

❶ À genoux, jambes légèrement écartées, laissez-vous aller en arrière en vous arc-boutant lentement de façon à être cambré.

❷ Saisissez vos chevilles et rejetez votre tête en arrière. Conservez les cuisses perpendiculaires au sol. Respirez lentement.

❸ Au bout de quelques respirations profondes, revenez doucement en position initiale sur une expiration.

POSTURE 18 : LA MOUETTE

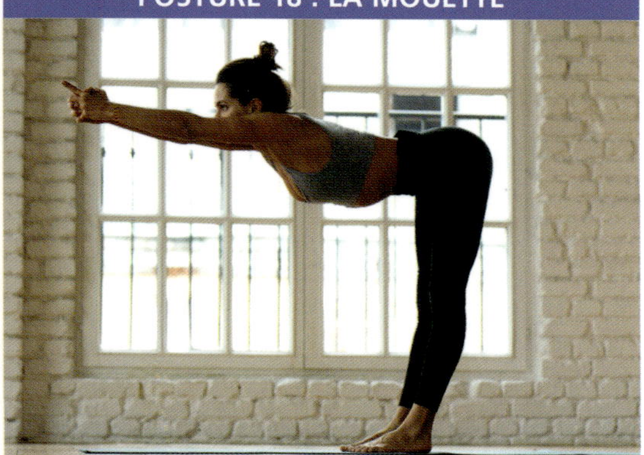

Cette posture muscle et tonifie le dos et étire la colonne vertébrale.

Elle a pour but, également, de vider et de nettoyer les poumons, et d'étirer le nerf sciatique.

Méthode :

❶ Debout, pieds écartés, redressez le dos, bras le long du corps.

❷ Inspirez puis expirez en penchant lentement le buste vers l'avant, dos plat, fesses vers l'arrière. L'expiration s'achève lorsque le buste et les bras arrivent à l'horizontale. Les bras sont en croix, les mains légèrement surélevées par rapport aux épaules. Le menton reste rentré et les genoux tendus.

❸ Conservez la position pendant 3 respirations (puis 6 au fur et à mesure de votre entraînement) et redressez-vous très lentement sur une expiration.

POSTURE 19 : L'ENFANT

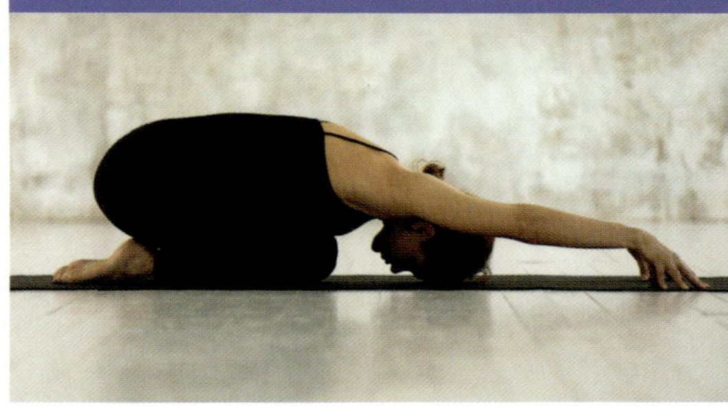

Posture utilisée dans les cours de fitness, après un travail intensif des muscles du dos, elle demeure un excellent outil à pratiquer avant d'aller au lit, lors d'une pause mentale ou d'un stress à soulager.

Méthode :

❶ Commencez à quatre pattes, puis asseyez-vous sur vos talons.

❷ Étirez vos bras vers l'avant, abaissez votre front jusqu'au sol et laissez tout votre corps se relâcher.

❸ Tenez aussi longtemps que vous le souhaitez !

❹ Ressentez et vivez votre respiration.

RAJA, JNANA, HATHA, KARMA, ORDONNONS !

Le **Raja yoga** (la voie royale) : contrôler les forces du mental. Il travaille essentiellement sur les postures, la respiration, la concentration, la méditation, l'autodiscipline, le comportement, la maîtrise des sens et l'illumination.

Le **Jnana yoga** (la voie de la connaissance) : se détacher de ses désirs et des biens matériels. Le discernement, le désir de libération, le développement des vertus (maîtrise de soi, tranquillité mentale, endurance, foi, attention juste, acceptation des difficultés de l'existence) sont étudiés et expérimentés.

Méthode :

❶ Allongez-vous à plat sur le dos, jambes légèrement écartées, pointes des pieds tournées vers l'extérieur. Les bras reposent le long du corps, paumes des mains tournées vers le ciel. Dans cette position, le sommet du crâne et la colonne vertébrale sont parfaitement alignés.

❷ Fermez les yeux et concentrez-vous sur votre respiration : en gonflant le ventre à chaque inspiration et en le creusant à chaque expiration.

POSTURE 14 : LA CHARRUE

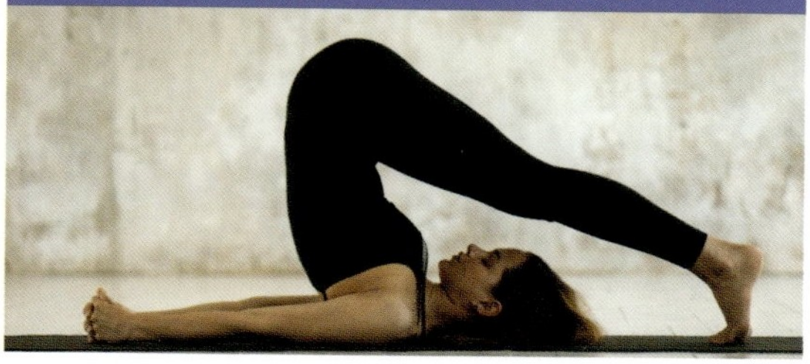

La charrue procure un effet revitalisant et rajeunissant grâce à la colonne vertébrale, à la moelle épinière et au système nerveux sympathique. La rate, le foie, le pancréas, les intestins et les gonades en ressentent les bienfaits. Les reins sont fortifiés. La charrue permettrait également d'éliminer l'embonpoint et la cellulite.

Méthode :

❶ Allongé sur le dos, les bras le long du corps, paumes au sol, rapprochez les omoplates et allongez votre colonne vertébrale.

❷ Inspirez lentement et soulevez les jambes tendues sans raideur.

❸ Soulevez le tronc à la suite des jambes pour qu'elles basculent vers l'arrière de la tête et que les genoux soient en face de vos yeux.

❹ Maintenez quelques instants la position et observez ce qui se passe dans votre corps. Puis redescendez doucement les jambes sur le sol sans lever la tête. Reposez-vous quelques instants (Le Cadavre).

POSTURE 15 : LE GRAND ANGLE

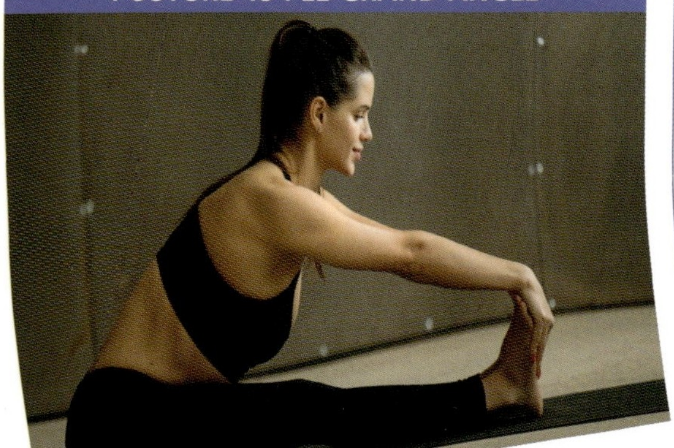

Le grand angle permet de tonifier puis de soulager les jambes, les organes du bas-ventre, du ventre et les reins. Il apporte des bénéfices sur le système ostéo-articulaire du bassin et des jambes et nettoie le corps en étirant les muscles (notamment le psoas).

Il entretient la jeunesse en stimulant la vitalité du corps intimement liée à l'énergie sexuelle. Le plancher pelvien (anus, sexe, périnée).

Méthode :

❶ Asseyez-vous en écartant le plus largement possible les jambes sur le côté. Redressez votre corps en appuyant vos mains sur le sol.

❷ Sur l'expiration, penchez-vous lentement vers l'avant. Sur l'expiration, redressez-vous en levant les bras.

❸ Sur l'expiration suivante, penchez-vous lentement sur la jambe droite. Attrapez pied, orteil ou cheville selon la souplesse. Redressez-vous lentement et faites le même mouvement sur la jambe gauche.

POSTURE 16 : L'ARC

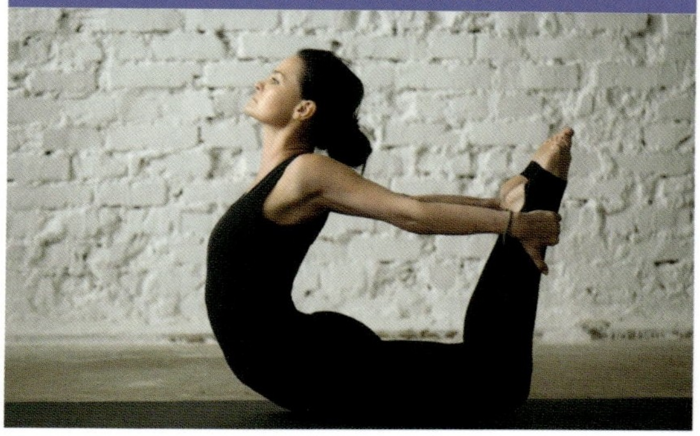

L'arc permet une excellente pratique de la respiration rythmée et prolonge les facultés de la jeunesse en travaillant sur l'énergie du bas-ventre. Il aide à éliminer la cellulite sur la région lombaire, le ventre, les hanches et les cuisses. Idéal pour ouvrir les épaules et le dos, l'arc ouvre la poitrine et stimule le plexus solaire (creux de l'estomac).

Méthode :

❶ Allongez-vous à plat ventre en plaçant au besoin une couverture sous votre bassin.

❷ Pliez les jambes vers vous et saisissez la partie externe des chevilles avec les mains.

❸ Sur l'inspiration, montez la cage thoracique et les épaules vers les oreilles. Sur l'expiration, allongez le coccyx et poussez les jambes vers l'arrière.

❹ Soulevez la tête et la poitrine. Regardez loin devant vous.

❺ Maintenez la posture pendant 5 respirations.

Le **Hatha yoga** (la voie de la réunion des énergies Yin et Yang) : entretenir le corps et relâcher le mental. La diminution du stress, l'amélioration de la souplesse, la gestion des émotions, le renforcement de la stabilité physiologique et émotionnelle

Cette forme, la plus répandue en Europe et en France, consiste en des postures des plus simples aux plus complexes.

Le **Karma yoga** (la voie de l'action) : atteindre la libération par la méditation en apprenant à vivre chaque instant en conscience. La recherche de la perfection de l'action, son détachement et sa concentration demeurent l'essentiel de son but.

LA KUNDALINI YOGA

Yoga dit de l'énergie, cette technique dynamique apporte le sentiment d'une force renouvelée en permanence et la rapidité des effets produits par sa pratique : disparition du stress, de la nervosité, des troubles du sommeil, de l'inquiétude, développement de la volonté, de l'endurance, préparation à la concentration (certains arts martiaux) et à la mémorisation (monde du spectacle, théâtre, etc.).

La Kundalini yoga utilise la respiration, le rythme, les postures (dynamiques et statiques), le son, la relaxation, le chant et la méditation.

PROF DE YOGA

Le professeur de yoga a acquis une formation qui s'étale entre 4 et 6 ans, composée d'une initiation à la culture, à la philosophie et à la spiritualité indiennes, d'un enseignement spécifique aux différentes techniques, de notions d'anatomie et de physiologie.

Bien qu'en France cette profession ne soit pas réglementée, sa formation est ponctuée par des stages puis finalisée par un mémoire.

LA PLUS VIEILLE PRO[illegible]A !

Tao Porchon-Lynch (191[illegible]) [illegible]trice et mannequin, fut longtemps [illegible] monde ! Totalisant [illegible] moins un demi-siècle [illegible] mi-Française, décédée à [illegible] ans, [illegible]lait ses 3 secrets de longévité : croire en la puissance de l'amour, ne jamais procrastiniser et écouter les lois de la nature pour régénérer le corps ! Tout un programme !

POUR ALLER PLUS LOIN...

Fédération Française de Hatha yoga

Étude et pratique du yoga, formations initiales et de perfectionnements, organisation de conférences, de cours, de stages et diffusion d'ouvrages et de revues. 17 antennes régionales.

Yoga Alliance France

Servir et soutenir les enseignants, les praticiens et les écoles de yoga en France par des formations strictes, un réseau fiable de professeurs et d'écoles, et les diverses formations, ateliers et conférences.

© AEDIS éditions 03200 VICHY www.aedis-editions.fr
Texte : Jean-Marc Harel-Ramond - Photographies : Adobe Stock
Dépôt légal : 3e trimestre 2022
PRINTED IN FRANCE

IMPRIM'VERT

ISBN 978-2-84259-986-7